P I Sambhrama Rao
T S Srinath Kumar

Utilização efectiva da ambulância por doentes com dor torácica

P I Sambhrama Rao
T S Srinath Kumar

Utilização efectiva da ambulância por doentes com dor torácica

Um estudo prospetivo e transversal

ScienciaScripts

Imprint

Any brand names and product names mentioned in this book are subject to trademark, brand or patent protection and are trademarks or registered trademarks of their respective holders. The use of brand names, product names, common names, trade names, product descriptions etc. even without a particular marking in this work is in no way to be construed to mean that such names may be regarded as unrestricted in respect of trademark and brand protection legislation and could thus be used by anyone.

Cover image: www.ingimage.com

This book is a translation from the original published under ISBN 978-3-330-35013-7.

Publisher:
Sciencia Scripts
is a trademark of
Dodo Books Indian Ocean Ltd. and OmniScriptum S.R.L publishing group

120 High Road, East Finchley, London, N2 9ED, United Kingdom
Str. Armeneasca 28/1, office 1, Chisinau MD-2012, Republic of Moldova, Europe
Printed at: see last page
ISBN: 978-620-7-70077-6

UTILIZAÇÃO EFECTIVA DA AMBULÂNCIA PELOS DOENTES COM DOR TORÁCICA: UM ESTUDO PROSPECTIVO E TRANSVERSAL

Por

DR. SAMBHRAMA RAO. P.I

DEPARTAMENTO DE MEDICINA DE EMERGÊNCIA

NARAYANA HRUDAYALAYA
MYSORE

NARAYANA HRUDAYALAYA MULTISPECIALITY HOSPITALS
BANGALORE, KARNATAKA

<u>**RECONHECIMENTO**</u>

Gostaria de aproveitar esta oportunidade para exprimir a minha gratidão e agradecer ao Dr. T. S. Srinath Kumar, o meu guia, o meu mentor e diretor do serviço de urgência, pelo apoio que me deu para prosseguir esta investigação com uma supervisão e orientação constantes.

Os meus sinceros agradecimentos ao Dr. Ashok. A pela sua valiosa orientação atempada durante todo este período, sem a qual teria sido difícil concluir o estudo.

Os meus sinceros agradecimentos ao Dr. Viju Welben, o meu conselheiro académico sénior, pelo seu apoio substancial durante todo o estudo. Gostaria também de agradecer ao Dr. Dilip Kumar. P, Superintendente Médico do hospital Narayana, Mysore, por me ter dado todo o apoio necessário. Os meus sinceros agradecimentos à Dra. Neharika e ao Sr. Vinil por me terem ajudado no meu trabalho.

Obrigado aos meus pais e sogros pela paciência, apoio moral e motivação para perseguir os meus sonhos e por me ajudarem em todas as tarefas.

Um agradecimento muito especial ao meu marido, Dr. Suhas. S. S. que esteve sempre ao meu lado e me apoiou para realizar este trabalho na direção certa.

Não posso terminar sem mencionar os meus sinceros agradecimentos a todos os meus colegas e ao meu pessoal de emergência que me acompanharam durante todo este tempo.

Acima de tudo, agradeço a Deus Todo-Poderoso pelas suas bênçãos.

ÍNDICE DE CONTEÚDOS

INTRODUÇÃO

A dor no peito é a segunda razão mais comum para as pessoas procurarem os serviços de urgência dos hospitais. A doença das artérias coronárias é a principal causa de morte a nível mundial, sendo a Índia o país com maior incidência. As estatísticas mostram que 20-25% de todos os internamentos médicos e 25% de toda a mortalidade se devem à doença arterial coronária na Índia (1). A dor torácica aguda é uma síndrome clínica que pode ser causada por quase todas as doenças que afectam o tórax e o abdómen (2).Quando um doente chega ao Serviço de Urgência com dor torácica, a primeira prioridade é considerar a possibilidade de ocorrência de situações de risco de vida, como a síndrome coronária aguda (SCA), a dissecção da aorta, a embolia pulmonar (EP), a rutura do aneurisma da aorta e o pneumotórax de tensão. A condição mais comum é o enfarte do miocárdio (MI) (3,4).

A Índia tem o maior fardo de doentes com síndrome coronário agudo do mundo, sendo a maior parte da população mais jovem e apresentando uma proporção superior a 60,6% de enfarte do miocárdio com elevação do segmento ST do que nos países desenvolvidos. Estima-se que mais de 3 milhões de enfartes do miocárdio com elevação do segmento ST (STEMI) ocorram todos os anos na Índia (5).

De acordo com o NCMH, em 2015, haverá 62 milhões de pacientes com doença arterial coronária na Índia, dos quais 23 milhões terão menos de 40 anos. Até 2020, prevê-se que 60% das doenças cardíacas a nível mundial ocorram na Índia. O diagnóstico rápido e o início da trombólise/ICP reduzem as taxas de mortalidade e morbilidade. Existem vários obstáculos entre o doente e o tratamento quando se trata de um enfarte agudo do miocárdio. Um método para evitar atrasos pré-hospitalares é a utilização de serviços de ambulância designados por EMS. A taxa de utilização dos serviços de ambulância na Índia é de 97,29% no ano de 2013, dos quais apenas 4,82% foram utilizados por doentes cardíacos (6). De acordo com um relatório anterior da literatura, realizado durante um período de 5 anos na Índia, de 2002 a 2006, mostrou que a utilização de ambulância era de apenas 5% (7). Em um estudo realizado em 2015, sobre a utilização de ambulância - GVK EMRI em 11 estados da Índia, mostrou que apenas 17.2% dos pacientes pediram ambulância dentro de 6 horas de sintomas; 3% dos quais morreram antes da chegada da ambulância (8). O SME é uma parte essencial do sistema global de cuidados de saúde, uma vez que salva vidas através da prestação imediata de cuidados. A OMS considera o sistema de SME como parte integrante de qualquer sistema de cuidados de saúde eficaz e funcional (9). O registo CREATE foi um dos grandes estudos realizados na Índia sobre as características, o tratamento e os resultados dos doentes com síndrome coronária aguda. Qualquer dor torácica, cardíaca ou não, tem sempre a vantagem de passar pelo INEM em termos de duração e de identificação de complicações devidas à doença subjacente. No nosso estudo, visámos particularmente o modo de transporte de doentes com dor torácica, e tentámos identificar as desvantagens; como na perspetiva dos doentes e serviços inadequados prestados. Assim, ao analisarmos a causa da não ativação de um SME e ao improvisá-lo, podemos assegurar diagnósticos mais rápidos e tratamento atempado dos doentes com dor torácica.

<u>FINALIDADE E OBJECTIVOS</u>

1) Determinar as taxas de transporte em ambulância dos doentes com dor torácica e dos doentes com diagnóstico de enfarte agudo do miocárdio.

2) Avaliar os eventuais inconvenientes dos serviços de ambulância.

3) Identificar a necessidade de aumentar a sensibilização para o enfarte agudo do miocárdio.

REVISÃO DA LITERATURA

Dor no peito

"Tudo o que é chamado de dor no peito não é necessariamente resultado de uma doença cardíaca".

A dor torácica é uma das causas mais comuns de encaminhamento para o serviço de urgência, sendo responsável por vários milhões de consultas por ano. Todos os doentes com dor e dispneia são triados com a máxima prioridade no serviço de urgência e considerados como síndroma coronário agudo, exceto se não for provado o contrário (1, 10). As orientações do NICE recomendam a realização de um ECG de 12 derivações o mais rapidamente possível em todos os doentes que apresentem queixas de dor torácica aguda, mas alertam para a necessidade de não excluir a síndrome coronária aguda se o ECG se revelar normal (11).

<u>Adaptado das directrizes NICE 95</u>
Resumo das orientações do NICE sobre a gestão das apresentações de dor torácica:

Gráfico.1

<table><tr><td>

Efetuar um ECG de 12 derivações em repouso o mais rapidamente possível. Se o doente for encaminhado, enviar os resultados antes da chegada, desde que isso não atrase a transferência.

Não excluir a síndrome coronária aguda quando os doentes têm um ECG de repouso normal.

Não administrar oxigénio por rotina. Monitorizar a saturação de oxigénio utilizando a oximetria de pulso logo que possível, idealmente antes da admissão

</td></tr></table>

Oferecer oxigénio suplementar apenas a:

- Pessoas com SpO2 respiratória <94%, sem risco de insuficiência respiratória hipercápnica, com um objetivo de SpO2 de 94-98%.

- Pessoas com doença pulmonar obstrutiva crónica, em risco de insuficiência respiratória hipercápnica, com uma SpO2 alvo de 88-92%, até que a gasimetria arterial esteja disponível.

- Os doentes em que a história, o exame clínico e os testes de diagnóstico básicos não revelaram a causa da dor torácica são considerados como tendo dor torácica não diagnosticada (12).

A associação entre dor torácica e doença cardíaca remonta à descrição inicial de Sir Heberden em 1772; a sua descrição de dor torácica é "sensação de estrangulamento no peito". A dor no peito sentida devido a um fornecimento inadequado de sangue ao coração é muito diferente. A dor torácica pode apresentar-se de diferentes formas, sendo as mais comuns a sensação de esfaqueamento, esmagamento/estrangulamento, peso, rasgamento, etc. A dor no peito pode ser causada por qualquer coisa, desde dores musculares a um ataque cardíaco, e nunca deve ser ignorada. A estratificação do risco cardíaco é de pouca utilidade, dado que, mesmo no grupo de risco mais elevado, a maioria dos doentes com dor torácica não é causada por problemas cardíacos (12,13,14).

Se a sensibilidade da parede torácica for provocada por dor durante os movimentos do ombro ou do braço, trata-se de uma causa músculo-esquelética. Quando relacionada com a alimentação, é sugestiva de doença da vesícula biliar. A dor com o estômago vazio deve-se a refluxo de ácido do estômago ou úlcera.

Quadro 2: Diagnóstico diferencial da dor torácica:

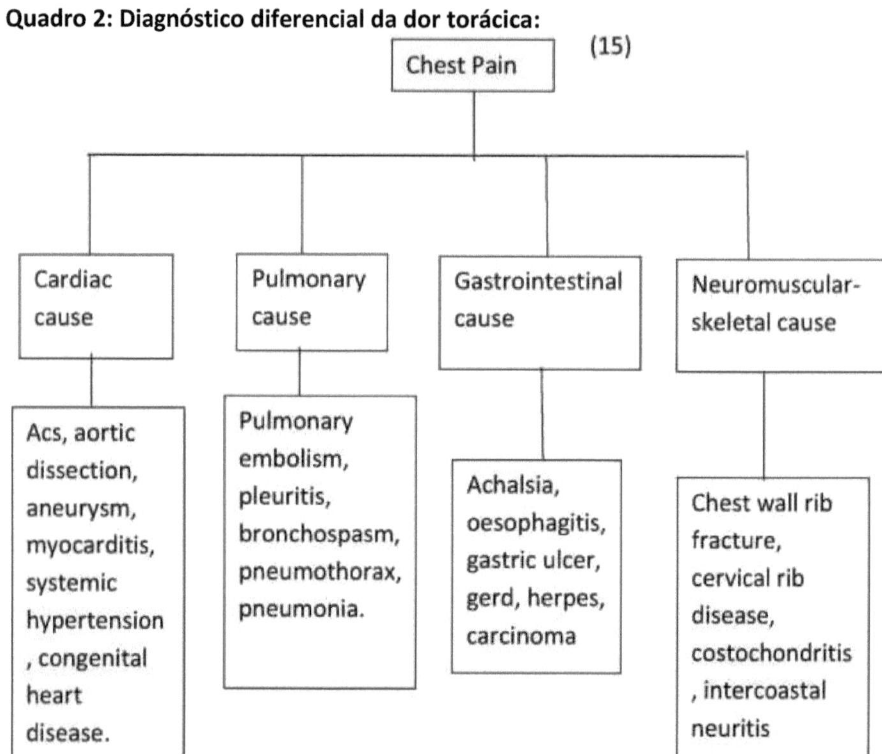

A dor torácica não diagnosticada leva a uma ansiedade permanente porque o doente continua a
sentem dor e muitas vezes continuam a acreditar que esta tem origem cardíaca (16).

Fisiologia da dor torácica

A fisiopatologia geral da dor é considerada como a transmissão de estímulos nocivos a partir de terminações nervosas com receptores de dor para a medula espinal através de fibras nervosas específicas, a partir das quais as células de segunda ordem transmitem a mensagem ao centro superior através de vias específicas (17). Pensa-se que a dor cardíaca resulta da estimulação das terminações nervosas perto do endocárdio por factores como a adenosina, o lactato e o H+. Estes percorrem as fibras simpáticas através do gânglio estrelado até às raízes torácicas T1-T5 (18).

Infarto agudo do miocárdio

A angina é causada pela redução do lúmen das artérias coronárias epicárdicas. Em 1971, ocorreram 2 acontecimentos importantes na história da SCA; primeiro, a Organização Mundial de Saúde declarou que o diagnóstico de enfarte agudo do miocárdio exige a presença de pelo menos 2 dos 3 critérios seguintes:

- Sintomas típicos,

- Padrão típico de ECG, ou seja, ondas Q desenvolvidas,

- Aumento e subsequente diminuição das enzimas séricas (19).

A segunda é a introdução do termo angina instável por Fowler e Conti et al (20,21).

O biomarcador inicial para o diagnóstico de enfarte do miocárdio foi o CKMB, mas não tinha uma sensibilidade e especificidade óptimas (22). Daí a introdução por Lumminus et al de um ensaio para a troponina I específica do coração em 1987 e por Katus et al para a troponina T específica do coração, dois biomarcadores estreitamente relacionados que foram considerados mais sensíveis e específicos do que a CKMB (23,24).

Gráfico.3: Relação entre marcadores cardíacos e enfarte

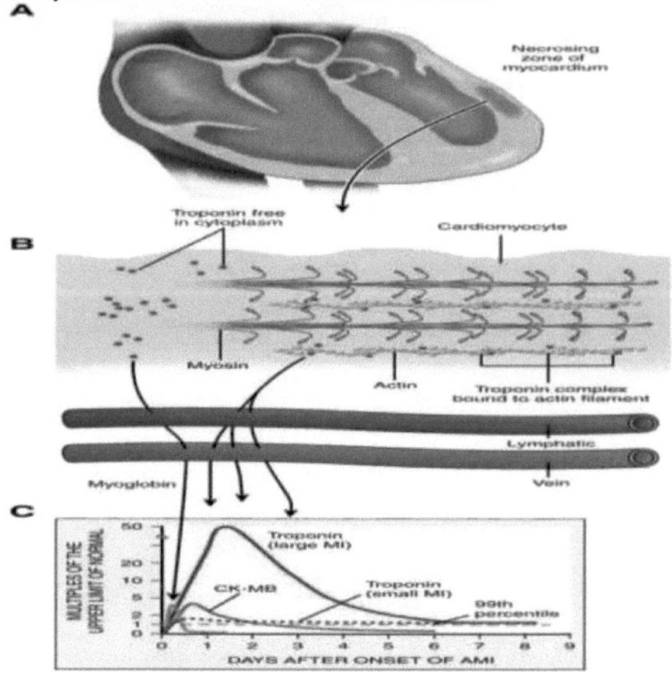

O principal objetivo do tratamento é limitar os danos do miocárdio, restaurando o fluxo sanguíneo do miocárdio o mais rapidamente possível e diminuindo a remodelação subsequente, que pode ter um efeito deletério na função ventricular e no prognóstico (25,26). A revascularização imediata com intervenção coronária percutânea no prazo de 90 minutos após a apresentação do 1st ou a trombólise nas primeiras 12 horas após o início dos sintomas pode evitar danos no miocárdio.

Objectivos do tratamento:

1)   Aspirina imediatamente (evidência A)

2)   Oxigénio indicado se SpO2 <94%(27,28)

3)   Trinitrato glicérico, uma vez que diminui a necessidade de oxigénio do miocárdio e reduz a isquemia.

4)   Terapia antiplaquetária e anticoagulante, uma vez que limitam a trombose secundária através da inibição da ativação plaquetária e subsequente agregação plaquetária (29).

ICP considerada em pacientes que se apresentam dentro de 12 horas após o início dos sintomas ou em pacientes que se apresentam após 12 horas, mas com isquemia ainda em curso (25,30,31,32) evidência C.

Nos hospitais onde não estão disponíveis laboratórios de ICP permanentes, deve ser efectuada a transferência no prazo de 30 minutos após a apresentação, idealmente no prazo de 30 minutos após o início dos sintomas.

A ambulância como meio de transporte

O grau de eficácia de um sistema sofisticado de salvamento cardíaco está circunscrito ao reconhecimento e à aceitação pelo doente dos sintomas do seu enfarte agudo do miocárdio e à sua decisão de chamar uma ambulância. A relação entre a utilização de uma ambulância e a redução da mortalidade dos doentes com enfarte do miocárdio é diretamente proporcional (33, 34).

Nos países ocidentais, existe uma estrutura denominada EMS, que consiste num conjunto de pessoas com formação médica que reduz o tempo necessário para receber uma terapia de reperfusão e um tratamento mais eficaz em casos de complicações do enfarte do miocárdio, como arritmia, insuficiência, etc. Uma grande parte dos doentes recorre a outros meios para chegar ao serviço de urgência do hospital e, por conseguinte, chega tarde à sua evolução clínica (35).

Vários estudos tentaram determinar a razão pela qual os doentes com enfarte do miocárdio não recorrem aos serviços de ambulância (36,37,38,42), tendo-se verificado que os doentes não tinham consciência dos sintomas que apresentavam, como

os sintomas associados de tonturas, sudação e dispneia são menos reconhecidos (39,40,42).

O tamanho do enfarte é mais pequeno quando o tempo entre os sintomas e o balão é inferior a 2 horas e aumenta à medida que o tempo aumenta (41), o que sugere a importância da chegada atempada ao hospital, que pode ser mais bem efectuada por uma ambulância como meio de transporte.

<h1 style="text-align:center"><u>MATERIAIS E METODOLOGIA</u></h1>

Este estudo foi realizado no Serviço de Urgência com 10 camas do Narayana Multispeciality Hospital, Mysore, que é gerido 24 horas por dia por médicos de urgência.

Todos os doentes recebidos são inicialmente analisados pelos médicos das urgências e, posteriormente, é pedida a opinião do cardiologista. São efectuados os exames necessários, como ECG, ecografia 2D e troponina T, para excluir a síndrome coronária aguda.

Normalização dos técnicos de eco: Todos os exames Echo foram efectuados por técnicos Echo formados e habilitados a emitir relatórios oficiais.

Os doentes foram inquiridos sobre a escolha do meio de transporte que escolheram e a razão para o fazerem, sobre eventuais antecedentes de doença coronária e sobre a causa do atraso na apresentação.

Critérios de inclusão de pacientes:

1) Todos os doentes adultos >18 anos que chegam às urgências com dores no peito.

2) Doente encaminhado de outro centro apenas com ECG de base.

Critérios de exclusão de pacientes:
1) Doentes encaminhados apenas para efeitos de angiografia coronária/ já trombolizados no exterior.

Tipo de estudo:

Estudo transversal e prospetivo.

Metodologia:

Foi preparado um formato de questionário pré-testado e entrevistado com os doentes/participantes.

Desenho do estudo:

Foi efectuado um estudo prospetivo, descritivo e transversal que incluiu todos os doentes com dor torácica que deram entrada no hospital. O modo de chegada ao hospital foi registado. Os doentes foram diagnosticados com enfarte do miocárdio com base nos resultados do ECG/2D Echo / níveis de troponina T.

O tempo total decorrido desde o início dos sintomas/primeiro contacto até ao tratamento recebido foi anotado e o resultado final do estado do doente no serviço de urgência foi tido em consideração.

Tamanho da amostra:

De acordo com um registo realizado ao longo de cinco anos na Índia, de 2002 a 2006,

a utilização da ambulância foi de 5%. Esperamos uma utilização de 7% da ambulância,

uma precisão de 5% e, com um intervalo de confiança de 95%, a dimensão mínima da

amostra necessária é de 100. A fórmula seguinte foi utilizada para o cálculo da

dimensão da amostra.

Fórmula:

$$N = \frac{Z^2_{1-\alpha/2}\, p(1-p)}{d^2}$$

Onde;

p = proporção esperada

d = precisão absoluta

$Z^2_{1-\alpha/2}$ = nível de confiança pretendido

Cálculo

Proporção prevista =7%

Precisão =5%

$Z^2_{1-\alpha,2} = 1.96$

Tamanho da amostra, n = {1,962*0,07(1-0,07)}/(0,05)2

= 100 (Se houver mais casos disponíveis, podem ser incluídos no estudo)

Métodos estatísticos

Os métodos estatísticos serão efectuados através da versão SPSS 22.0. As variáveis contínuas serão expressas como média±DP e as variáveis categóricas como percentagens ou frequências. Serão analisadas a idade, o sexo, o modo de chegada ao hospital, o motivo da não vinda em ambulância e a história pregressa. A normalidade das variáveis será verificada pelo teste de Shapiro-Wilk. Para encontrar a associação entre as variáveis categóricas, usaremos o teste do qui-quadrado e o valor de p <0,05 será considerado estatisticamente significativo.

RESULTADOS

Gráfico.4: Dimensão da amostra Gráfico.

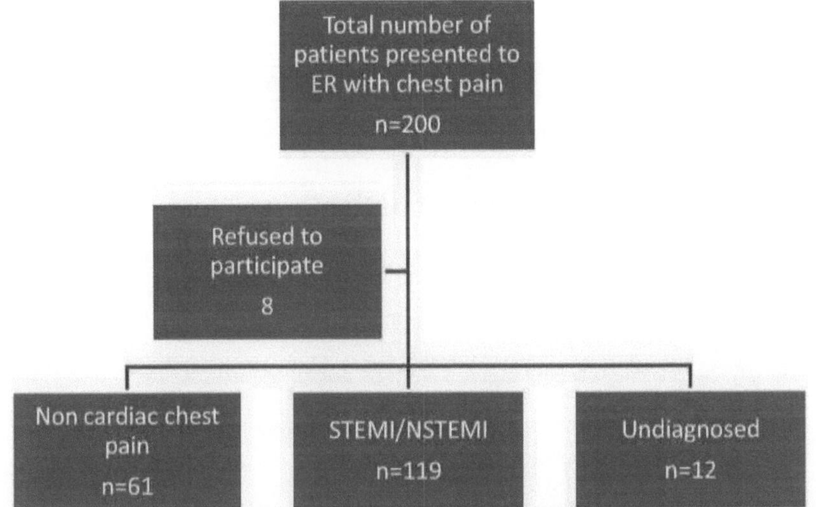

Fluxograma que mostra a distribuição dos casos de dor torácica do nosso estudo no Serviço de Urgência, gráfico do tamanho da amostra.

Como se pode ver na tabela 1. A utilização total da ambulância pelos doentes com dor torácica que deram entrada no nosso serviço de urgência foi de 43,2%. A maior parte dos doentes chegou ao serviço de urgência no seu veículo particular.

A tabela 2 representa o tipo de ambulância utilizada pelos doentes para efeitos de transporte.

Tabela 1: Modo de chegada ao nosso serviço de urgência com dor torácica

Modo de transporte	Número de pessoas	Percentagem
Ambulância	83	43.2%
Veículo privado	109	56.8%
Total	192	

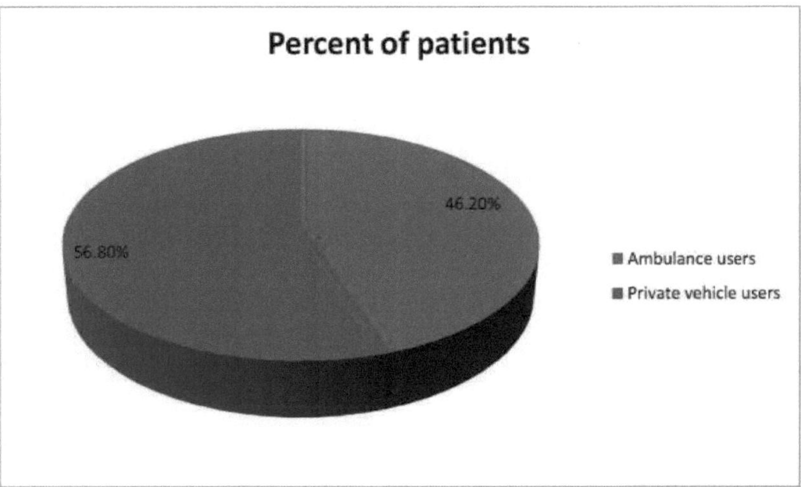

Figura.1: Modo de chegada ao serviço de urgência

Quadro 2: Variedades de ambulâncias seleccionadas:

	Número de pacientes	Percentagem
A nossa ambulância	2	2.4%
Ambulância do Governo	47	56.6%
Ambulância privada	34	41%

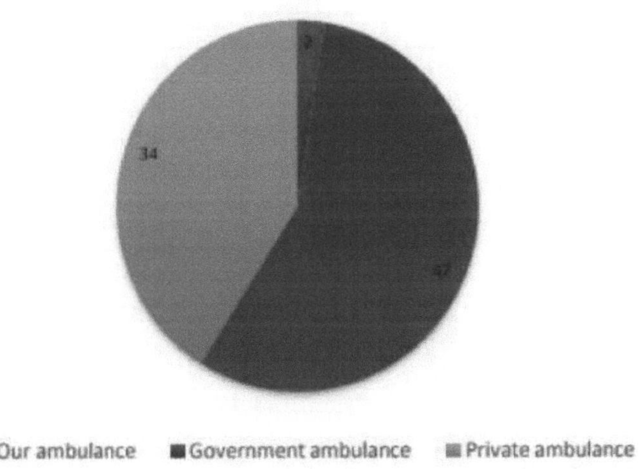

Figure 2: Tipo de ambulância utilizada

Tabela 3: Tipo de pacientes (diagnóstico clínico) e seu modo de chegada

Tipo de pacientes	Utilizadores de ambulâncias	Percentagem	Utilizadores de veículos particulares	Percentagem
Dor torácica não cardíaca	28	33.7%	33	30.3%
Enfarte do miocárdio	51	61.4%	68	62.4%
Não diagnosticado	4	4.9%	8	7.3%
Total	83		109	

A tabela 3 acima mostra que 61,4% dos doentes com diagnóstico de enfarte do miocárdio chegaram ao nosso serviço de urgência de ambulância.

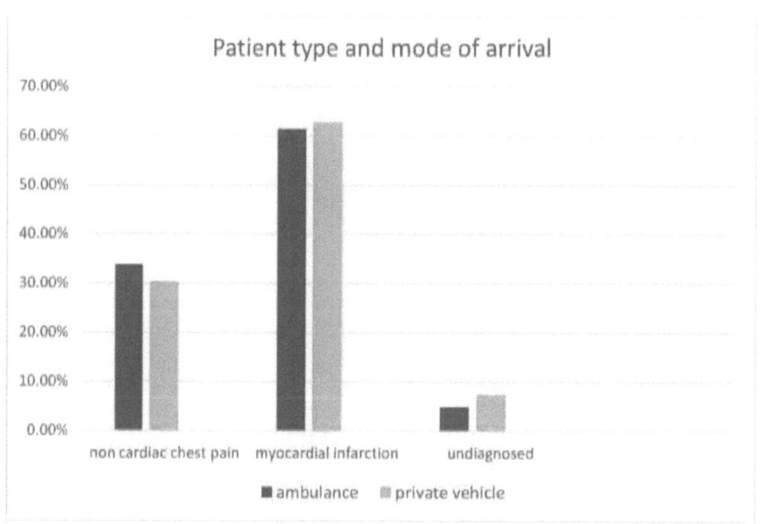

Considerámos que os doentes do grupo não diagnosticado são aqueles que saíram do hospital antes da avaliação e do diagnóstico.

Figure 3: Representação gráfica do tipo de pacientes e do seu modo de transporte.

A tabela 4, que se segue, compara o modo de transporte e a primeira consulta efectuada pelo doente antes de chegar ao SU, mostra que 57,8% dos doentes que vieram de ambulância tiveram uma primeira consulta com um médico de clínica geral, constituindo a parte dominante.

Quadro 4: Modo de transporte e primeira consulta

	Utilizadores de ambulâncias	Percentagem	Utilizadores de veículos particulares	Percentagem	Valor de p
Família	15	18%	26	23.9%	0.332
Médico de clínica geral	48	57.7%	43	39.4%	0.0115
Direto	20	24.3%	40	36.7%	0.062

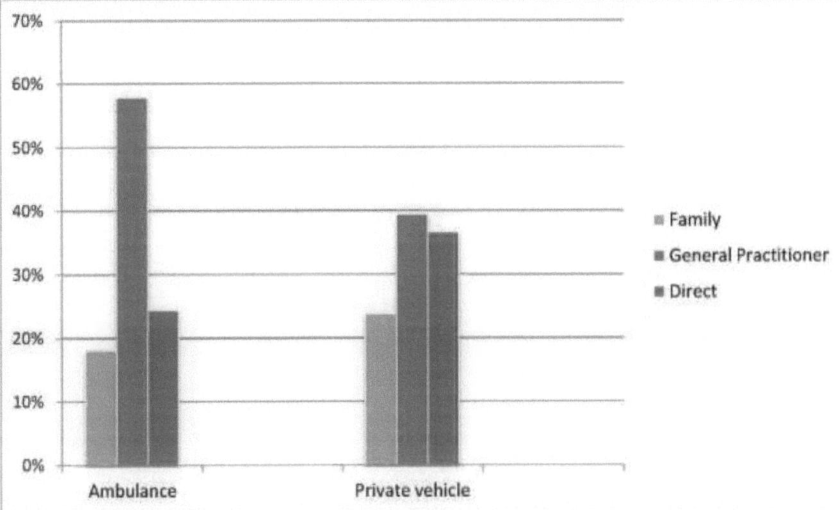

Figura 4: Representação entre 1st consulta e modo de chegada

A Tabela 5 destaca o tempo de chegada ao SU em função do meio de transporte escolhido pelos doentes; 56,6% dos doentes chegaram ao hospital em 30 minutos através de uma ambulância.

Quadro 5: Comparação do tempo de transporte e do modo de transporte

	Utilizadores de ambulâncias	Percentagem	Utilizadores de veículos particulares	Percentagem
<30min duração	47	56.6%	30	27.5%
30-60 min de duração	17	20.5%	23	21.1%
1-2 horas de duração	17	20.5%	25	22.9%
2-6 horas de duração	2	2.4%	28	25.7%
>6 horas de duração	0	0	3	2.8%

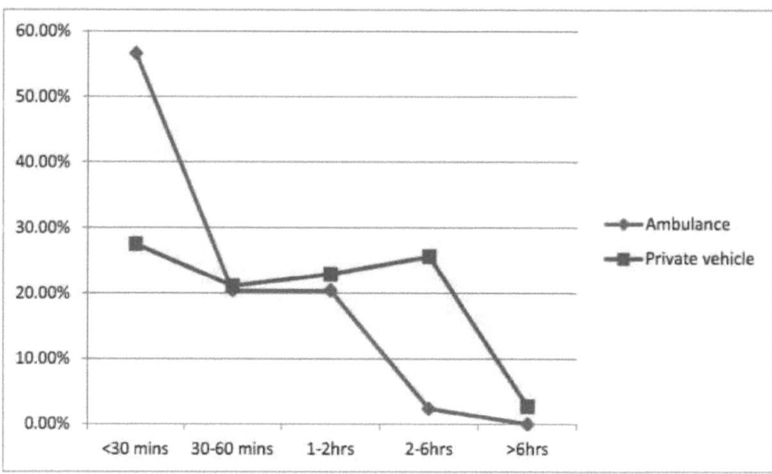

Figura 5: Gráfico que mostra a relação entre a duração do transporte e o modo de transporte no nosso estudo

A significância estatística em relação ao tempo de transporte e ao modo de chegada é alcançada com um valor de p de 0,000061. A tabela 6 abaixo mostra a elaboração, utilizando o teste do qui-quadrado

Tabela.6: Derivação do valor de p

	<1 hora de transporte	>1 hora de transporte	Total de linhas
Ambulância	64	19	83
Veículo privado	53	56	109
Total da coluna	117	75	192

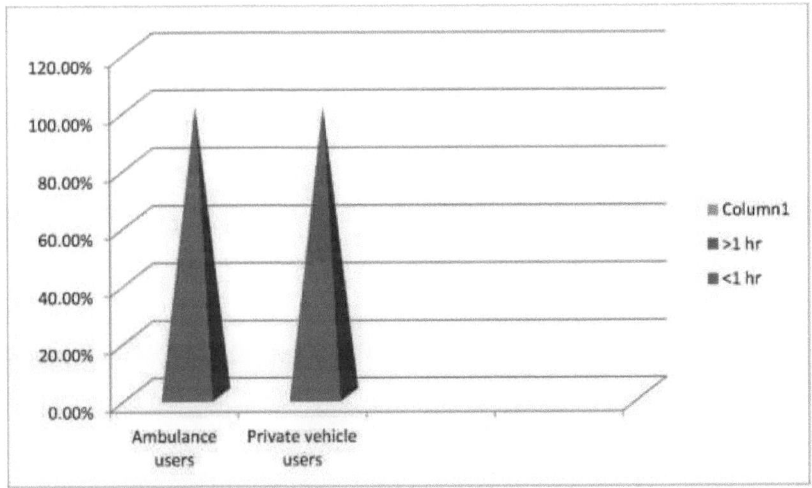

Figura 6: Derivação do valor de p para a duração e os meios de transporte.

Quadro 7: Motivo para não utilizar o serviço de ambulância.

Razões	Número de pacientes	Percentagem
Desconhecido sobre o serviço	7	6.4%
Sintomas desconhecidos	30	27.5%
Ambulância não acessível	23	21.2%
Outros	49	44.9%

A partir da tabela 7, podemos deduzir que 44,9% da população de veículos privados tinha outras considerações para não optar por uma ambulância e 27,5% destes doentes não conseguiam reconhecer os sintomas para chamar uma ambulância.

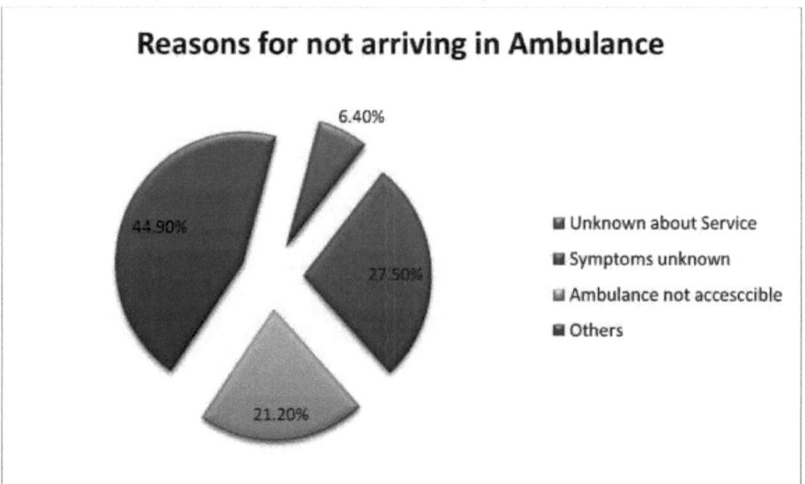

Figura 7: Gráfico de pizza das razões para não escolher a ambulância como meio de transporte

Tabela 8: Relação entre a idade e a utilização das ambulâncias.

	Utilizadores de ambulâncias	Percentagem	Utilizadores de veículos particulares	Percentagem	Total
Doentes <30 anos	9	10.8%	27	24.8%	36
Doentes 30-50 anos	30	36.1%	53	48.6%	83
Doentes >50anos	44	53.1%	29	26.6%	73

O quadro acima, que representa a relação entre a idade e o modo de transporte, mostra que 53% dos doentes com mais de 50 anos vieram de ambulância para o SU, enquanto 48% dos doentes entre 30 e 50 anos vieram no seu transporte privado.

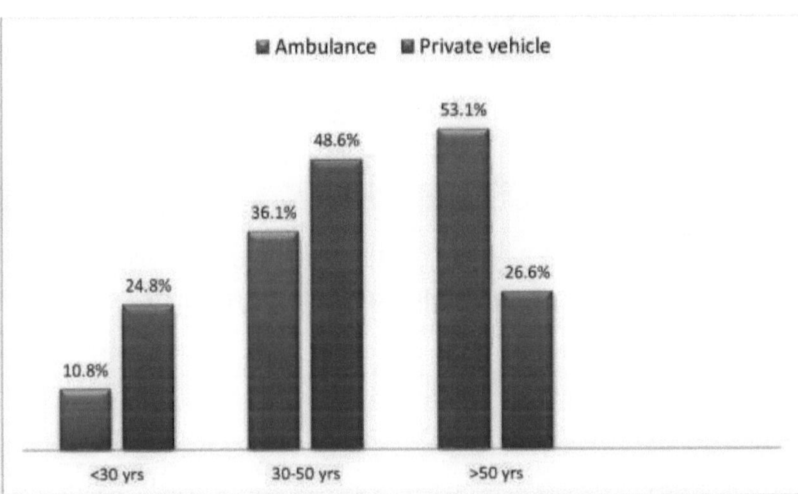

Figura 8: Gráfico de barras da relação entre idade e modo de chegada

Tabela.9

	Pacientes <50 anos	>Pacientes com mais de 50 anos	Total de linhas
Ambulância	39	44	83
Veículo privado	80	29	109
Totais de coluna	119	73	192

A tabela 9 acima mostra a significância estatística entre o veículo de transporte e a

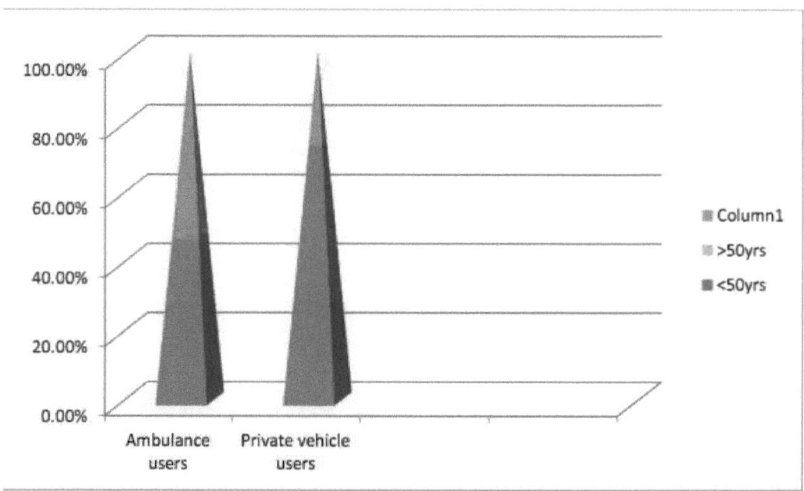

idade do doente com um valor de p de 0,00018 pelo teste do Qui-quadrado.

Figura.9: Derivação do valor p para a idade e o veículo de transporte.

A tabela 10 mostra que 55% da população com co-morbilidades veio de ambulância para o SU, a figura 7 mostra as co-morbilidades individuais e o seu modo de chegada.

Quadro 10: Relação entre co-morbilidade e escolha de transporte

Co-mórbidos	Utilizadores de ambulâncias	Percentagem	Utilizadores de veículos privados	Percentagem	Valor de p
Diabético	56	67.4%	43	39.4%	0.00006
Hipertensão arterial	55	66.2%	49	44.9%	0.000115
Cardíaco	23	27.7%	16	14.63%	0.005
Fumador	36	43.3%	19	17.4%	0.00006
Nulo	16	19.2%	19	17.4%	
Total,327	181	55%	146	44%	

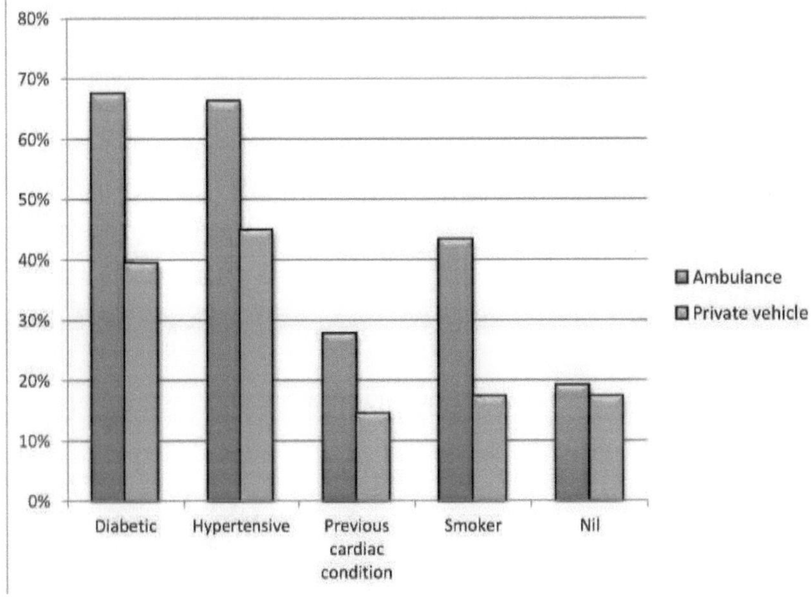

Figura 10: Relação entre condições co-mórbidas e modo de chegada.

Tabela 11. Comparação entre o modo de transporte e o resultado final do doente.

Resultado final	Utilizadores de ambulâncias	Percentagem	Utilizadores de veículos particulares	Percentagem
Retirado	28	33%	33	30.27%
Admissão	48	57.8%	55	50.45%
Morte	3	3%	13	11.9%
Partiu contra o conselho médico	4	4.8%	8	7.3%
Total, 192	83	43.2%	109	56.2%

Dos dados acima apresentados no quadro 11, 57,8% dos doentes que vieram de ambulância foram admitidos e registou-se uma morte de 11,9% no serviço de urgência entre os que não vieram de ambulância.

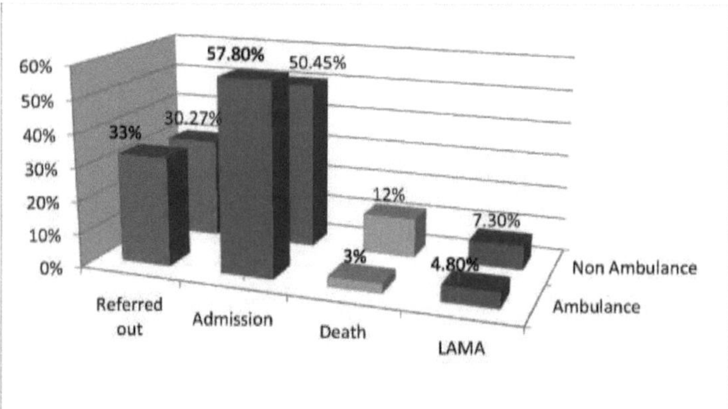

Figura 11: Modo de chegada e sua influência no resultado.

Tabela 12: Comparação da duração do tempo necessário para chegar ao SU entre os doentes que foram admitidos e o seu modo de chegada ao hospital.

Duração	Utilizadores de ambulâncias	Percentagem	Utilizadores de veículos particulares	Percentagem
<30 min	25	52%	25	45.4%
30-60 min	14	29%	15	27.27%
1-2 horas	8	16%	10	18.1%
2-6 horas	1	2%	5	9%
>6 horas	0		0	
Total,100	48		55	

Entre os doentes admitidos, 52% dos que chegaram no espaço de 30 minutos vieram de ambulância, ao passo que 9% dos que chegaram no espaço de 2-6 horas viajaram para as Urgências pelo seu meio de transporte privado.

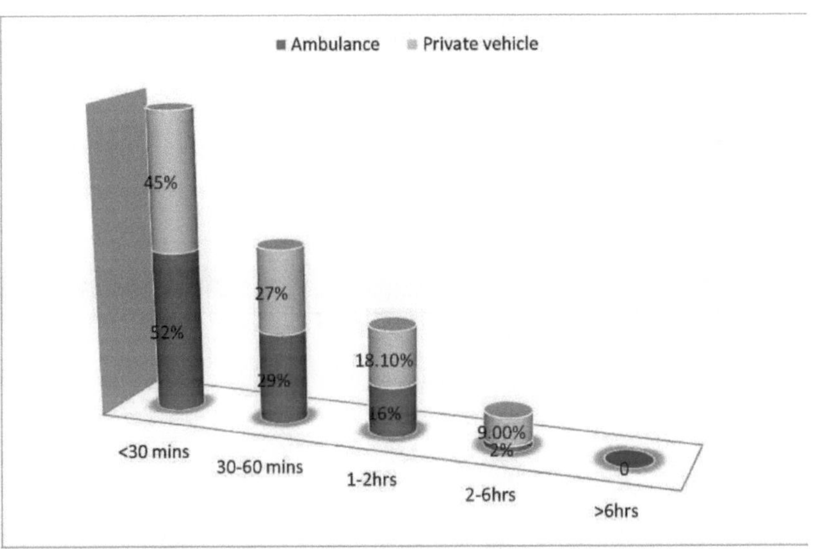

Figura 12: Relação entre a duração do transporte das pessoas admitidas e o modo de chegada

Quadro 13: Relação entre educação e modo de transporte.

	Utilizadores de ambulâncias	Percentagem	Privado utilizadores de veículos	Percentagem
Licenciado	43	51.8%	57	52.3%
Não graduado	40	48.2%	52	47.7%

O quadro acima mostra que a relação entre as habilitações literárias e o modo de transporte escolhido não é significativa, com um valor de p=0,946.

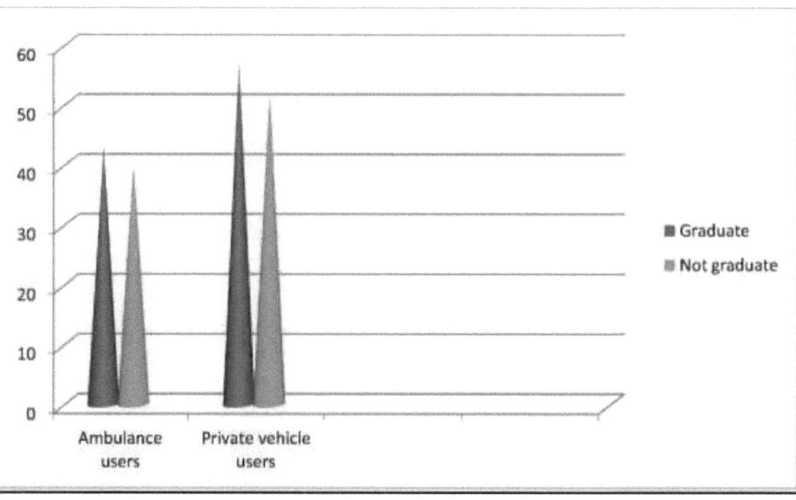

Figura.13

O estudo de investigação foi efectuado durante um período de 3 meses; a amostra obtida foi superior à dimensão prevista. O estudo foi descritivo, transversal e prospetivo sobre a utilização de ambulâncias por pacientes que chegam ao serviço de urgência com dores no peito.

De acordo com o nosso estudo, dos 192 doentes que chegaram ao serviço de urgência com dores no peito, apenas 43,2% utilizaram a ambulância como meio de transporte. O número de doentes com enfarte do miocárdio entre os participantes foi de 119, dos quais 61,4% utilizaram a ambulância para chegar ao hospital.

Noutros estudos, verificou-se uma diferença significativa entre a utilização de ambulância e o enfarte do miocárdio, mas, como considerámos todos os casos de dor torácica, não se conseguiu obter significado.

De acordo com D Kerr et al (42), os doentes mais velhos tinham mais probabilidades de chamar uma ambulância [mediana 70 vs 57; p=0,008], o que também foi observado no nosso estudo com p<0,05, sendo assim significativo. Um resultado semelhante foi também observado noutro estudo, isto é, observações do registo nacional de enfarte do miocárdio 2 (43).

Registou-se uma significância estatística entre os doentes que foram a um médico de clínica geral e chegaram numa ambulância, com um p=0,0115, o que não tinha sido estudado anteriormente. Por conseguinte, podemos concluir que um bom número de doentes que recorrem a um médico de clínica geral como primeiro contacto após uma dor torácica chegará ao serviço terciário numa ambulância.

É de notar que os doentes que viajaram numa ambulância tiveram um tempo de transporte mais curto do que os veículos privados (64 vs. 53), de acordo com o nosso estudo, o que está de acordo com o estudo de D Kerr et al, em que se registou uma mediana de 5 horas de atraso pré-hospitalar entre os doentes de veículos privados (42).

A partir do nosso estudo, podemos concluir que os doentes com comorbilidades pré-existentes utilizaram certamente a ambulância para chegar ao hospital no momento da dor torácica, com significância estatística para cada comorbilidade individual considerada no nosso estudo: diabetes (p=0,00006), hipertensão (p=0,000115), problemas cardíacos anteriores (p=0,005), fumador (p=0,00006). Também podemos ver que o nível de escolaridade não faz muita diferença entre as pessoas na escolha do seu modo de transporte.

Meischke et.al referiram que muitos doentes podem não recorrer aos serviços de emergência médica por pensarem que o autotransporte seria mais rápido ou por não considerarem que os sintomas constituem uma ameaça à vida (44). Mesmo de acordo com a maioria do nosso estudo, 44,9% consideraram o auto-transporte como um meio mais rápido e cerca de 27,5% não conheciam os sintomas do enfarte do miocárdio, o que demonstra que temos de sensibilizar para esta doença.

Também podemos notar que cerca de 21,1% dos pacientes não conseguiram aceder a uma ambulância, o que realça a necessidade de improvisar os nossos serviços de ambulância. Outro estudo realizado na Turquia mostrou que 40% dos doentes não levavam a sério a doença subjacente e 35% preferiam o auto-transporte à ambulância (45). O Quadro 14 representa a comparação entre os dois estudos e a causa da não utilização de ambulâncias.

Tabela.14

	O nosso estudo	Estudo sobre a Turquia
Preferencialmente transporte próprio	44.9%	35%
Desconhecimento do sintoma	27.5%	40%

Vários outros factores contribuem para o atraso na chegada ao hospital, incluindo o tempo de deliberação antes de procurar cuidados médicos e o desejo de consultar um médico de clínica geral.

Através do quadro 15 abaixo, podemos ver como a utilização de ambulâncias ao longo dos anos melhorou em comparação com o registo CREATE realizado em 2001-2005 (7).

Tabela.15

	O nosso estudo	CRIAR registo	Estudo australiano
Ambulância	43.2%	5.5%	46%
Veículo privado	56.7%	93.7%	53%

CONCLUSÃO

Este estudo constatou que muitos doentes (56,7%) não chamam uma ambulância no início, aquando de uma dor no peito. A não chamada de uma ambulância mostrou atraso no tratamento e maiores probabilidades de morte no serviço de urgência secundária a complicações do enfarte do miocárdio (11,9%). Necessidade de improvisar os serviços de ambulância de modo a torná-los facilmente acessíveis ao público sempre que necessário, com um serviço de EMS treinado em todas as ambulâncias que possa coordenar com os hospitais de cuidados terciários, uma vez que a abordagem ao doente pode ser realizada a um ritmo mais rápido com atrasos mínimos e para educar ainda mais as massas relativamente aos sinais de alerta e sintomas de enfarte do miocárdio, com menção especial às complicações do que pode acontecer se os sintomas forem negligenciados.

REFERÊNCIAS

1. Gupta R. Burden of coronary heart disease in India (Carga da doença coronária na Índia). Indian Heart Journal 2005;57,632-638.

2. Klinkman M. Chest pain In: Taylor RRW, La Plante M, Pancotti R, editors Manual of family practice. 2a ed. Lippincott Williams & Wilkins: Philadelphia; 2002; p. 51-57.

3. Jouriles NJ. Dor torácica atípica. Emerg Med Clin North Am. 1998; 16(4):717- 740, v-vi.

4. Opolot J. Dor no peito: Uma abordagem para a prática familiar. S Afr Fam Pract. 2006;48(2):30-33.

5. Report of the National commission on macroeconomics and health, National commission of macroeconomics and health; National Ministry of health and welfare, Government of India, New Delhi: August 2005,31-40.

6. Jornal - Boletim de Transportes e Comunicações para a Ásia e o Pacífico n.º 84 "serviços de transporte" - salvar vidas através de serviços de ambulâncias rurais; experiências de Karnataka e TN; boletim n.º 84, 2014: A Xavier Raj.

7. Tratamento e resultados dos síndromes coronários agudos na Índia (CREATE): uma análise prospetiva dos dados de registo: Denis Xavier, Prem Pais, P J Devereaux, Changchun Xie, D. Prabhakaran, K Srinath Reddy, Rajeev Gupta, Prashanth Joshi, Prafulla Kerkar, S Thanikachalam, K K Haridas, T M Jaison, Sudhir Naik, A K Maity, Salim Yusuf, em nome dos investigadores do registo CREATE.

8. Estudo epidemiológico sobre emergências cardíacas nos estados indianos que dispõem de serviços do instituto de investigação e gestão de emergências GVK;

G.V.Ramana Rao, H.V. Rajanarasing Rao, G.Kesava Reddy, M.N.V.Prasad; Journal of social health and diabetes 2016, vol4, issue 2:121-126

9. Sasser S, Varghese M, Kellermann A, Lormand J; prehospital trauma care system, Genebra OMS 2005.

10. S. Goodacre, E. Cross, J. Arnold, K. Angelini, S. Capewell, e J. Nicholl, "The health care burden of acute chest pain," Heart, vol. 91, no. 2, pp. 229230, 2005.

11. NICE. Dor torácica de início recente: Avaliação e diagnóstico de dor ou desconforto no peito de início recente com suspeita de origem cardíaca. Diretriz clínica 95.

2010.

12. Eslick GD, Jones MP, Talley NJ Non-cardiac chest pain: prevalence, risk factors, impact and consulting-a population-based study. *Aliment Pharmacol Ther 2003;17(9):1115-24.*

13. Nilsson S, Scheike M, Engblom D, Karlsson LG, Molstad S, Akerlind I,et al Dor no peito e doença cardíaca isquémica nos cuidados primários. *Br J Gen Pract 2003;53(490):378-82.*

14. Klinkman MS, Stevens D, Gorenflo DW Episódios de tratamento da dor torácica: um relatório preliminar da MIRNET. Rede de Investigação do Michigan. *J Fam Pract 1994;38(4):345-52.*

1.1. Abordagem à gestão da dor torácica não diagnosticada Poderá a doença do refluxo gastroesofágico ser a causa? Nigel Flook, MD, CCFP FCFP; Peter Unge, Lars

Agréus, Bjorn W. Karlson, Staffan Nilsson. Can Fam Physician 2007 julho,53(7):1148

16. Viver com uma dor torácica inexplicável. Jerlock M, Gaston, Johanson F,

Danielson E; J.Clin Nurse 2005 sep;14(8):956-64

17. Basbaun,AI and Fields HL Endogenous pain control systems: brain stem spinal

pathways and endorphin Annual review of neuroscience 7:309-338,1984.

18. Apresentação clínica e diagnóstico da doença arterial coronária: angina estável.

S W Devis - Departamento de Cardiologia, Royal Brompton Hospital, Londres, Reino

Unido: Davis QXD 2001, página 17.

19. Organização Mundial de Saúde, Working Group on the Establishment of

Ischemic Heart Disease Registers. Relatório do Quinto Grupo de Trabalho,

Copenhaga. In: *Relatório n.º Eur 8201 (5)*. Genebra, Suíça: Organização Mundial de

Saúde; 1971.

20. Fowler NO. "Angina pré-infarto: necessidade de uma definição objetiva e de um

ensaio clínico controlado para o seu tratamento. *Circulation. 1971;**44**:755-758.*

21. Conti CR, Greene B, Pitt B, et al. Coronary surgery in unstable angina pectoris

*Circulation. 1971;**44**(suppl 11):11-154.*

22. Morrow DA, Cannon CP, Jesse RL, Newby LK, Ravkilde J, Storrow AB, Wu AH,

Christenson RH, Apple FS, Francis G, Tang W; Academia Nacional de Bioquímica

Clínica. National Academy of Clinical Biochemistry laboratory medicine practice

guidelines: clinical characteristics and utilization of biochemical markers in acute

coronary syndromes. *Clin Chem. 2007;**53**:552-574.*

23. Cummins B, Auckland ML, Cummins P. Radioimunoensaio para troponina-I

específica do coração no diagnóstico de enfarte agudo do miocárdio. *Am Heart J.*

*1987;**113**:1333-1344.*

24. Katus HA, Remppis A, Looser S, Hallermeier K, Scheffold T, Kübler W.

Enzyme linked immuno assay of cardiac troponin T for the detection of acute

myocardial infarction in patients. *J Mol Cell Cardiol. 1989;**21**:1349-1353*

25. O'Gara PT, Kushner FG, Ascheim DD, et al. 2013 ACCF/AHA guideline for the

management of ST-elevation myocardial infarction: a report of the American College

of Cardiology Foundation/American Heart Association Task Force on Practice

Guidelines. Circulation. 2013;127:e362-e425.

26. Verma VK, Hollenberg SM. Update on acute coronary syndromes and ST-

elevation myocardial infarction. Curr Opin Crit Care. 2005;11:401-405.

27. O'Connor RE, Al Ali AS, Brady WJ, et al. Parte 9: síndromes coronárias agudas:

atualização de 2015 das directrizes da American Heart Association para

ressuscitação cardiopulmonar e cuidados cardiovasculares de emergência.

Circulation.

2015;132(suppl 2):S483-S500.

28. Instituto Nacional de Saúde e Excelência em Cuidados. Dor torácica de início

recente: avaliação e diagnóstico de dor ou desconforto torácico de início recente

com suspeita de origem cardíaca; março de 2010.

29. Steg PG, Bhatt DL, Hamm CW, et al. Effect of cangrelor on periprocedural

outcomes in percutaneous coronary interventions: a pooled analysis of patient-level data. Lancet. 2013;382:1981-1992.

30. De Luca G, Cassetti E, Marino P. Intervenção coronária percutânea - atraso relacionado com o tempo, perfil de risco do doente e benefícios de sobrevivência da angioplastia primária versus terapia lítica no enfarte do miocárdio com elevação do segmento ST. Am J Emerg Med. 2009;27:712-719.

31. Nielsen PH, Maeng M, Busk M, et al. Primary angioplasty versus fibrinolysis in acute myocardial infarction: long-term follow-up in the Danish acute myocardial infarction 2 trial. Circulation. 2010;121:1484-491.

32. Windecker S, Kolh P, Alfonso F, et al. Directrizes ESC/EACTS 2014 sobre revascularização do miocárdio. Eur Heart J. 2014;35:2541-2619.

33. Sidel V W, Acton J, Lown B; Models for evaluation of pre hospital coronary care. Am J Cardiol 24:674-688,1969.

34. Liberthson RR, Nagel EL, Hirschman JC, Nussenfield SR: fibrilhação ventricular pré-hospitalar - prognóstico e acompanhamento - N Eng J Med 291:317-321,1974

35. Pantridge J, Adgey A, Gedded T: a primeira hora após o início do IAM. Prog Cardiol 3:173- 188,1974

36. Leslie W S, Urie A, Hooper J. et al Delay in calling for help during myocardial infarction: reasons for the delay and subsequent pattern of accessing care. Coração 200084137-141.141

37. Meiscke H, Ho M T, Eisenberg M S. et al Reasons patients with chest pain delay

or do not call 911. Ann Emerg Med 1995 fev;25(2):193-197.

38. Johansson I, Stromberg A, Swahn E. Ambulance use in patients with acute myocardial infarction. J Cardiol Nurs 2004 jan-fev;19(1):5-12.

39. Goff D C, Jr, Sellers D E, McGovern P G, Meischke H,Goldberg R J, BitterenV, Hedge JR, Allender PS, Nichnman MZ. *et al* Knowledge of heart attack symptoms in a population survey in the United States: The REACT trial. Arch Intern Med 1998 nov 23;158(21):2329-38.

40. Smith K L, Cameron P A, Meyer A, McNeil JJ. *et al* Knowledge of heart attack symptoms in a community survey of Victoria. Emerg Med (Fremantle) 2002 sep;14(3):255-60

41. Stone GW, Dixon SR, Grines CL, Cox DA, Webb JG, Brodie BR, Griffin JJ, Martin JL, Fahy M, Mehran R, Miller TD, Gibbons RJ, O'Neill WW. Predictors of infarct size after primary coronary angioplasty in acute myocardial infarction from pooled analysis from four contemporary trials. Am J Cardiol. 2007; 100:1370-5

42. Predictors of Ambulance use in patients with myocardial infarction in Australia (Preditores da utilização de ambulâncias em doentes com enfarte do miocárdio na Austrália). D-Kerr,D-Holden,J.Smith,A-Mkelly and S.Bunker et al; EMJ 2006, Dec 23(12):948-952.

43. Utilização de Serviços de Emergência Médica no Enfarte Agudo do Miocárdio e Qualidade dos Cuidados Subsequentes - Observações do Registo Nacional de Enfarte do Miocárdio 2; Jhon G.Canto, Robert J. Zalenski, Joseph P. Ornato, William J.

Rogers, Catarina I. Kiefe, David Magid, Micheal G. Shilpak, Paul D. Fedrrick, Costas G. Lambrew, Katherina A. Litterell, Hal V. Barron; (circulação 2002; 106: 3018-3023)

44. Meischke H, Ho MT, Eisenberg MS, et al. Razões pelas quais os doentes com dores no peito atrasam ou não telefonam para o 112. Ann Emerg Med. 1995;25:193-197.

45. Factores que influenciam a utilização de ambulância em doentes com síndrome coronária: resultados de dois centros na Turquia. Burcu Demirkan, Meltem Refiker Ege, Pinar Dogan, Ersa Gucuk Ipek, Umit Guray, Yesim Guary; Anadolu Kardiyol Derg 2013;13:516-22.

PROFORMA

Tempo necessário para o transporte:

1. N.º de série:
2. Número MRN:
3. Idade/Sexo:
4. Formação académica:
GraduadoNão   graduado
5. Hora do início da dor:
6. Local de início dos sintomas:
7. Primeira consulta do paciente:

FamíliaGeralDi[rect]

praticante
8. Modo de chegada ao hospital:
O   nossoGovernoPrivadoPri[vate]
                             ambulânciaambulânciaambulânciaveículos
10. Motivo da não comparência em ambulância:

DesconhecidoDesconhecidoAmbulância
sobre o estabelecimento sobre não   era
.------------------------------   Outros   sintomasacessíveis
10. História passada:

DMHTNContecimento cardíacoFumador

11. Dados recolhidos: ECG2D   EchoTroponina   T

12. Resultado:

Encaminhado para   foraMorte AdmitidaDeixado   contra

FORMULÁRIO DE CONSENTIMENTO INFORMADO

Número de identificação do sujeito para este ensaio

Título do projeto: Avaliar a utilização efectiva da ambulância pelos doentes com dor torácica

Nome do Investigador Principal: Dr. Sambhrama Rao

Tel. N.º: 8867208260

Recebi a ficha de informação sobre o estudo em causa e li e/ou compreendi a informação escrita.

Foi-me dada a oportunidade de discutir o estudo e fazer perguntas.

Dou o meu consentimento para participar no estudo e estou ciente de que a minha participação é voluntária.

Compreendo que posso desistir em qualquer altura sem que isso afecte os meus cuidados futuros.

Compreendo que as informações recolhidas sobre mim no âmbito da minha participação nesta investigação e as secções das minhas notas médicas podem ser consultadas por pessoas responsáveis (membros do comité de ética/autoridades reguladoras). Autorizo estas pessoas a terem acesso aos meus registos.

Tomei conhecimento de que receberei uma cópia da ficha de informação do doente e do formulário de consentimento informado.

Assinatura/impressão do polegar do sujeito Data da assinatura

Nome impresso do sujeito em maiúsculas

Assinatura/impressão do polegar do representante legal Data de assinatura aceite
<<A assinatura do representante legalmente aceite deve ser acrescentada se a
pessoa em causa for menor de idade ou não puder assinar por si própria. Deve ser
indicada a relação entre a pessoa em causa e o representante legalmente aceite. A
testemunha imparcial
10 © NBE: NBE Guidelines for Preparation & Submission of Thesis Protocol 2013
assinatura deve ser adicionada se o sujeito / representante legalmente aceitável não
souber ler ou escrever e o consentimento deve ser obtido na sua presença."
Nome impresso em maiúsculas do representante legalmente aceite
Relação do representante legalmente aceite com o destinatário em maiúsculas
Assinatura da pessoa que conduz a discussão do   Data da assinatura
consentimento informado
Nome em letra de imprensa da pessoa que
conduz o debate sobre o consentimento
informado, em maiúsculas
Assinatura da testemunha imparcial
Nome impresso da testemunha imparcial em
maiúsculas.

                                    Data da assinatura

FICHA DE INFORMAÇÃO DO PACIENTE

Estamos a realizar um estudo de investigação aqui no Serviço de Urgência e pedimos a sua participação. Em baixo, explicámos brevemente o estudo.

TÍTULO DO ESTUDO: Avaliar a utilização efectiva da ambulância por doentes com dor torácica - estudo prospetivo e transversal.

INTRODUÇÃO: É muito frequente recebermos no serviço de urgência muitos doentes com dores no peito. Qualquer dor no peito deve ser considerada uma síndrome coronária aguda até prova em contrário. Para o identificar, fazemos investigações de rotina e diagnosticamos ou não o enfarte do miocárdio. Um doente com síndroma coronária aguda deve receber cuidados médicos imediatos o mais rapidamente possível e, posteriormente, deve ser decidido se vai ser submetido a trombólise/ICP. Neste estudo, consideramos principalmente o modo de chegada ao serviço de urgência e os factores a ele associados. Com este estudo, analisaremos a utilização de ambulâncias e a forma como é benéfico para os doentes chegarem dentro do período de ouro.

O SEU PAPEL: Como chegou com dores no peito ao serviço de urgência, preenche os critérios para este estudo.

PARTICIPAÇÃO: A sua participação é puramente voluntária e a continuação do seu tratamento não será afetada pela sua decisão.

PROCEDIMENTOS ENVOLVIDOS: Terá de assinar um formulário de consentimento, demonstrando a sua disponibilidade para o estudo. Será recolhido um historial completo, incluindo os seus problemas médicos, e será efectuado um exame físico completo. Serão efectuados os exames de sangue necessários, de acordo com o protocolo de rotina.

RISCOS ENVOLVIDOS: Os riscos envolvidos serão mínimos, uma vez que se trata de um estudo não interventivo. Os riscos envolvidos serão secundários à condição causal.

DESPESAS: Não há despesas adicionais para este estudo.

RETIRADA DO ESTUDO: É livre de se retirar do estudo em qualquer altura.

CONFIDENCIALIDADE: Todas as informações recolhidas serão mantidas confidenciais; o utilizador será identificado através de números de série.

Obrigado pelo seu precioso tempo, para qualquer informação adicional pode contactar.

Dr. T.S.SRINATH KUMAR, HOD

Dr. SAMBHRAMA RAO Departamento de Medicina de Emergência

Hospital Narayana, Mysore

N.º de telemóvel -8867208260

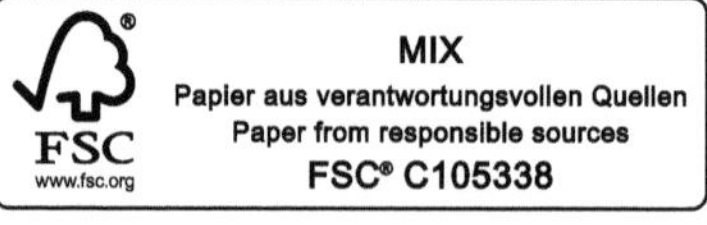

Printed by Books on Demand GmbH, Norderstedt / Germany